essentials

Springer Essentials sind innovative Bücher, die das Wissen von Springer DE in kompaktester Form anhand kleiner, komprimierter Wissensbausteine zur Darstellung bringen. Damit sind sie besonders für die Nutzung auf modernen Tablet-PCs und eBook-Readern geeignet. In der Reihe erscheinen sowohl Originalarbeiten wie auch aktualisierte und hinsichtlich der Textmenge genauestens konzentrierte Bearbeitungen von Texten, die in maßgeblichen, allerdings auch wesentlich umfangreicheren Werken des Springer Verlags an anderer Stelle erscheinen. Die Leser bekommen „self-contained knowledge" in destillierter Form: Die Essenz dessen, worauf es als „State-of-the-Art" in der Praxis und/oder aktueller Fachdiskussion ankommt.

Gudrun Voggenreiter

Arbeit zwischen Selbstverwirklichung und Selbstgefährdung

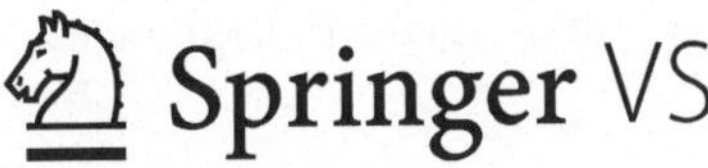 Springer VS

Dr. Gudrun Voggenreiter
Pöcking
Deutschland

ISSN 2197-6708   ISSN 2197-6716 (electronic)
ISBN 978-3-658-04979-9   ISBN 978-3-658-04980-5 (eBook)
DOI 10.1007/978-3-658-04980-5

Die Deutsche Nationalbibliothek verzeichnet diese Publikation in der Deutschen Natio-
nalbibliografie; detaillierte bibliografische Daten sind im Internet über http://dnb.d-nb.de
abrufbar.

Springer VS

Gedruckt auf säurefreiem und chlorfrei gebleichtem Papier

Springer VS ist eine Marke von Springer DE. Springer DE ist Teil der Fachverlagsgruppe
Springer Science+Business Media
www.springer-vs.de

Inhaltsverzeichnis

1   Einleitung 1

2   Hintergrund 3

3   Arbeit und Leben 7
    3.1   Arbeit 7
    3.2   Leben 12
    3.3   Gut leben *und* Leistung in der Arbeit 15

4   Gestaltung von Arbeit in einem guten Leben 17
    4.1   Der Einzelne 17
    4.2   Unternehmen 19
    4.3   Gesellschaft/Politik 23

Literatur 29

Die Autorin

Dr. Gudrun Voggenreiter geb. 1957 in Memmingen

Abschluss des Studiums der Slavischen Philologie mit der Promotion: „Dialogizität am Beispiel des Werkes von Boleslaw Lesmian" (München 1991). Stipendiatin der Studienstiftung des Deutschen Volkes.

Derzeit: Geschäftsführerin der „Stiftung Bewusstseinswissenschaften"

2003–2011: Leiterin Bildung und Training bei einem global aufgestellten Unternehmen der Metallbranche (über 6.000 Mitarbeiter)

Davor: Verschiedene Tätigkeiten im Bereich Personal, Weiterbildung, Geschäftsleitung an einer privaten Hochschule. Lehraufträge zu Themen aus dem Human Ressources Bereich. Führungskräfte Trainings.

Einleitung

Arbeit gehört ohne Zweifel zu einem gelingenden Leben dazu. Sie ist in einem umfassenden Verständnis sogar die Vorbedingung allen Lebens, ist doch Leben nur in der Bewegung und damit in der Veränderung. Der Mensch zeichnet sich dazu noch dadurch aus, dass er sein Selbst in eben diesen Veränderungen wiedererkennen will. Er will die Spuren seines Handelns erkennen. Da dies alle wollen, kommt der Konflikt und somit die Mühe ins Spiel – Arbeit wird mühsam. Der Weg von der Selbstverwirklichung zur Selbstgefährdung ist vorgezeichnet.

Seit Mitte der 1990er Jahre wird das Thema *Work-Life-Balance* immer häufiger thematisiert und gipfelt in der heutigen Diskussion um Burnout und Resilienz. Die Emotionen, die der Begriff *Work-Life-Balance* auslöst, reichen von der Hoffnung auf ein besseres Leben beim gestressten Mittelmanager über die Abwehrreaktion des Topmanagers – „dies ist ein weiteres Zeichen des Verfalls der Leistungsbereitschaft in der westlichen Welt" oder „wäre ja schön, wenn das finanzierbar wäre" – bis zum Wissenschaftler, dem das Ganze zu schwammig ist und der es eher für ein Thema für die Ratgeberecke hält. Der Arbeitslose findet sich erst in neueren Konzepten wieder.

Der Begriff selbst stößt bei näherer Betrachtung bei den Meisten auf Abwehr: Balance besteht zwischen zwei getrennten Dingen, zwischen einem *entweder–oder*: also entweder Leben oder Arbeiten? Arbeiten als Nicht-Leben? Viele von uns verbringen demnach die meiste Zeit in dieser Welt mit Nicht-Leben? Atmen sie in dieser Zeit nicht, schlägt ihr Herz nicht? Wenn man „frei Atmen" und „ein Herz haben" als Metaphern versteht, füllt sich der Begriff *Work-Life-Balance* wieder mit Sinn und bedeutet eine einschränkende, herzlose Arbeitswelt, aus der wir täglich wieder schnell in eine lebenswerte Welt fliehen wollen.

Der Begriff *Work-Life-Balance* suggeriert die Möglichkeit, durch Grenzverschiebungen zwischen der Arbeits- und der privat genutzten Zeit, die für ein gutes Leben für sinnvoll erachteten Verbesserungen herbeiführen zu können

G. Voggenreiter, *Arbeit zwischen Selbstverwirklichung und Selbstgefährdung*, essentials, 1
DOI 10.1007/978-3-658-04980-5_1, © Springer Fachmedien Wiesbaden 2014

und ansonsten keine Verhaltensänderung des Einzelnen und keine tiefgreifenden Veränderungen der Organisationen und des gesellschaftlich-politischen Umfelds bewirken zu müssen. Darum sind die gängigen Work-Life-Balance-Maßnahmen so beliebt, wie oft unwirksam, da sie zu Techniken der Human-Resources-Abteilung degenerieren, die entweder vom Mitarbeiter nicht angenommen, oder als Verhandlungsmasse zwischen Arbeitnehmer und Arbeitgeber missbraucht werden. Die Personal-Abteilung versucht dann mit ihren bescheidenen Mitteln der Kosten-Nutzen-Rechnung wie Mitarbeiterbindung, Fluktuation, Krankheitstage etc. die Geschäftsführung zu überzeugen.

Um Leben wieder als Einheit zu sehen, wurde versucht, den Begriff *Life-Domain-Balance* einzuführen. Er will vermitteln, dass es verschiedene Lebensbereiche gibt (z. B. Arbeit, Familien, Freunde…) und dass diese in gleicher Gewichtung zu halten sind. Wir sollten darauf achten, was sprachliche Begriffe bewirken, wie Sprache das gemeinschaftliche Denken formt und umgekehrt. Es wäre angebracht, auch den Begriff *Balance* zu ersetzen. Balance vermittelt das Gefühl des gefährlichen Schwankens, des ständigen Kontrollierens der Waagschalen, der Mühsal. Rhythmus dagegen ist uns angeboren, vom Herzschlag der Mutter über den Rhythmus der Natur bedeutet er für uns die Leichtigkeit der Wellen. *Life-Domain-Rhythm* wäre m. E. der richtige Ansatz.

Hintergrund 2

Die Literatur zum Thema Work-Life-Balance lässt sich in folgende Bereiche einteilen:

- Statistische Studien, die die Notwendigkeit von Maßnahmen belegen
- Wissenschaftliche Forschung mit den verschiedenen Ansätzen: medizinisch, (neuro)psychologisch, soziologisch, politologisch, philosophisch sowie den verschiedenen Kombinationen daraus
- Ratgeber für Individuen und/oder Organisationen

Die Prognos-Studie von 2005 ist eine der ersten großen Studien, die das Thema „Work-Life-Balance" näher untersucht. Sie ist ganz dem Prinzip der Notwendigkeit von Wirtschaftswachstum verpflichtet und stellt darum alle zu ergreifenden Maßnahmen „als Motor für wirtschaftliches Wachstum und gesellschaftliche Stabilität" dar – so der Titel der Studie. Die drohende demografische Lücke, der hohe Bedarf an hochqualifizierten Fach- und Führungskräften, um das Wachstum bewältigen zu können, lässt Unternehmen intensiv nach Möglichkeiten der Mitarbeitergewinnung und -bindung suchen, also die Frage beantworten, wie gestalte ich den Arbeitsplatz, um ihn für die Mitarbeiter attraktiv zu machen. Zudem eröffnen „(. . .) Work-Life-Balance-Maßnahmen (. . .) Alternativen zum Personalabbau durch ‚Pufferstrategien', bei denen insbesondere durch flexible Arbeitszeitmodelle Auslastungsschwankungen bei gleichzeitiger Mitarbeiterbindung ausgeglichen werden können" (Prognos 2005, S. 13).

Work-Life-Balance Maßnahmen sind Hoffnungsträger für Innovation, denn diese „(. . .) umfasst nicht nur Fragestellungen der Technologieentwicklung, sondern auch Fragen der Gestaltung von Arbeits- und Kommunikationsprozessen (. . .)" (Prognos 2005, S. 1). Erik Händeler geht noch weiter. Für den Anhänger der Kondratieff'schen Theorie der Konjunkturzyklen, waren die bisherigen Hoch-

G. Voggenreiter, *Arbeit zwischen Selbstverwirklichung und Selbstgefährdung*, essentials, DOI 10.1007/978-3-658-04980-5_2, © Springer Fachmedien Wiesbaden 2014

konjunkturen durch die Erfindungen von Dampfmaschine (1. Kondratieff: 1815), Eisenbahn (2. Kondratieff: 1873), elektrischer Strom (3. Kondratieff: 1918), das Auto (4. Kondratieff: 1973) und die Informationstechnik (5. Kondratieff: 2002) begründet. Der nächste Aufschwung wird seiner Meinung nach nur durch Optimierung der menschlichen Kommunikation in den Arbeitsprozessen erfolgen können (vgl. Händeler 2009). Also soll die Humanisierung der Arbeitswelt gleichzeitig als Konjunkturschub dienen. Ähnliches wird ja mit Maßnahmen des Umweltschutzes gemacht, die als Green New Deal neue Arbeitsplätze und damit Wachstum schaffen sollen.

Laut Prognos Studie wird durch die Umsetzung von Work-Life-Balance Maßnahmen eine ganze Branche belebt: haushaltsnahe Dienstleistungen, Pflegeeinrichtungen, Dienstleistungen auf dem Gesundheitssektor. Prognos rechnet mit Folgendem:

- „(...) kumuliert über die Jahre 2006 bis 2020 hinweg ein Plus im Bruttoinlandsprodukt von 248 Mrd. € (...)"
- „(der) Schaffung von rund 221.000 zusätzlichen Arbeitsplätzen",
- „aus beiden Faktoren resultiert im Bereich des privaten Konsums eine zusätzliche kumulierte Nachfrage (...)"

sowie Einsparungseffekten bei Gesetzlichen Krankenkassen, bei Arbeitslosenversicherungen und den Sozialversicherungsbeiträgen der Unternehmen (vgl. Prognos 2005, S. 6).

Work-Life-Balance-Maßnahmen sind in diesen Konzepten nicht nur nice-to-have, sondern durch wissenschaftliche Forschung begründete, sinnvolle Maßnahmen. Sie haben es damit geschafft, aus der pädagogischen Kuschelecke heraus zu treten und zum entscheidenden Wachstumsfaktor zu werden. Die „Krise der Arbeitswelt" soll genutzt werden, um als Gesellschaft erfolgreicher zu werden. Ich erlaube mir dennoch, die Frage zu stellen, ob die Unterordnung unter das Ziel Wirtschaftswachstum einen nachhaltigen Erfolg für das Thema Work-Life-Rhythm bringen kann.

Die Ratgeber zum Thema sind ein guter Einstieg, da sie (zumindest die guten darunter) die Ergebnisse der wissenschaftlichen Forschung im Überblick vereinen und Hinweise für die weitere wissenschaftliche Beschäftigung mit dem Thema bringen. Allerdings geht es in den Ratgebern naturgemäß eher um das *Wie* als um das *Warum*. Dies liefert die wissenschaftliche Forschung. Die vorliegende Arbeit will neue Ansätze für erfolgreiche Maßnahmen im betrieblichen Alltag finden und geht dabei folgendermaßen vor:

- Das nächste Kapitel beschäftigt sich mit den Definitionen „Work" und „Life" und zeigt anhand einiger Beispiele, dass die Verhaltens-, Bewusstseins- und Hirnforschung maßgebliches zum Thema beitragen kann.
- Das darauf folgende Kapitel gibt einen Überblick über die Ratgeber für ein gelungenes individuelles und gesellschaftliches Leben und untersucht, inwieweit die Forschungsergebnisse den Weg zu einem „anderen Arbeiten" weisen können. Und wir beschäftigen uns mit der Frage, welche Schritte auf Seiten der Individuen, der Unternehmen und des Staates sinnvoll sein könnten, um höhere Zufriedenheit und Erfolg zu gewährleisten.

Arbeit und Leben 3

3.1 Arbeit

Sehen wir uns den Begriff der *Arbeit* näher an. In der umfangreichen Literatur auf dem Gebiet der Arbeitsforschung wird er häufig an den der Zeit gebunden.

Arbeit überführt einen Zustand aus der Vergangenheit in einen der Zukunft, wobei der zweite Zustand einen Mehrwert gegenüber dem ersteren darstellen soll. „(…) Die menschliche Arbeit am und im Gegenwärtigen durch umgestaltende ‚Aufhebung' der Vergangenheit in vorgreifender Sorge für die Zukunft" (Herbert Marcuse zitiert nach Müller 1992, S. 24). Dieses Umgestalten ist nah mit dem Begriff der (Gestaltungs-)Macht verwandt. Geschieht dieses Handeln dann noch in der Hierarchie einer Organisation, wird ein weiteres Merkmal der Macht erfüllt: „Macht im engeren relationalen Sinn ist ein Merkmal von Interaktion und kann definiert werden als die Fähigkeit, Ereignisse zu erzielen, wobei die Verwirklichung dieser Ereignisse vom Handeln Anderer abhängt" (Kalka-Rütten 2006, S. 85). Arbeit in Organisationen erfüllt also ein Bedürfnis des Menschen, das nach Macht; im Verhältnis zu Dingen und Sachverhalten als Gestaltungsmacht und als Macht über andere Menschen.

Hier eröffnet sich ein Spannungsfeld, das zwischen dem der Macht und dem der Autonomie: Die Macht des einen schränkt die Autonomie des Anderen ein, wobei die Autonomie des einen wiederum durch die Macht eines anderen eingeschränkt wird. Jedes Individuum bewegt sich zwischen diesen Polen. In der Arbeitswelt der Industriegesellschaft war dieses Spannungsfeld in den hierarchisch gegliederten Organisationen und den einigermaßen dauerhaften Arbeitsverhältnissen für den einzelnen relativ stabil, so dass er darin seine Mitte finden konnte. Er konnte seinen Charakter bilden. Nach der Definition von Sennett ist Charakter ein „(…) ethischer Wert, den wir unseren eigenen Entscheidungen und unseren Beziehungen zu anderen zumessen" (Sichler 2006, S. 50). Arbeit ist der Ort, an dem sich der Charakter bildet.

G. Voggenreiter, *Arbeit zwischen Selbstverwirklichung und Selbstgefährdung*, essentials, DOI 10.1007/978-3-658-04980-5_3, © Springer Fachmedien Wiesbaden 2014

Die Entwicklung der Arbeitswelt hin zu einer „Risikogesellschaft" (Beck 2010) oder zum „. . . flexiblen Kapitalismus" (Sennett 2009) „. . . macht es dem Menschen unmöglich, eine das Selbst und den persönlichen Charakter bündelnde Geschichte zu generieren" (Sennett, zitiert nach Sichler 2006, S. 50). Dieser negativen Auffassung steht eine andere Möglichkeit gegenüber, wenn der Einzelne neue Freiräume nutzen kann.

Andere Forscher (siehe Wilke oder Krempl) unterscheiden Arbeit von seinem Gegenteil Nicht-Arbeit als zweckgerichtet und sinnhaft. Sie führen die Dichotomie von Sinn und Zweck von Aristoteles weiter, für ihn war es die Spannung zwischen subjektivem Sinn und objektivem Zwang, zwischen *praxis*: selbstreferenziellem Handeln und *poiesis*: zweckorientiertem Tun. „In der aristotelischen Polis hat zweckfreie und sinnhaltige Tätigkeit beständigen Wert. Das zwangsunabhängige tätige Dasein wird zum politischen Ideal, auch wenn Arbeit als poiesis als notwendig anerkannt wird. Aber alle Arbeit ist hinderlich für eine politische, dem öffentlichen Wohl gewidmete Lebensführung" (Krempl 2011, S. 41). Oft wird der Arbeit selbst Sinnstiftungspotenzial zugesprochen. Arbeit erhält mehr und mehr eine selbstwert- und identitätserhaltende Komponente. Wenn dies unter den Verhältnissen eines Abhängigkeitsverhältnisses von der existenzsichernden Erwerbsarbeit geschieht, ist dies eine gefährliche Entwicklung.

Arbeit ist also der Ort, an dem viele Dinge, die ein menschenwürdiges Leben ausmachen, erst generiert werden können: Gestaltungsmacht und Macht über andere, Charakter und existenzsicherndes Einkommen.

Die Frage ist: Wollen wir eine strikte Trennung von Arbeit und Nicht-Arbeit und beide Bereiche mit verschiedenen Beurteilungen besetzen: Zweck vs. Sinn, Mühsal vs. Vergnügen, Autonomie vs. Unfreiheit, Müssen vs. Wollen, etc. Dies ist die gängige Auffassung zumindest in der deutschen Gesellschaft und drückt sich in Sprichwörtern aus wie „Dienst ist Dienst und Schnaps ist Schnaps" oder in Aussagen wie: „Nur wenigen ist es vergönnt, ihr Hobby zum Beruf zu machen." Es geistert in unseren Köpfen als calvinistische *Pflicht* (mit Mühsal) zur Arbeit und zur Leistung, als Realitätszwang, als Arbeits*moral*.

G. Brand (zitiert nach Müller 1992, S. 148) gibt dieser Mühsal sogar eine im psychologischen Sinne existentielle Begründung: „Die Überwindung des Mir-Widerstehenden nennen wir Arbeit.". Dies gibt dem Individuum erst ein Gefühl für das eigene Selbst. „Im Tagträumen, das mich mehr hat als ich es habe, widerstehe ich nicht (. . .) lasse mich treiben. Dabei zerfließe ich." (ebd.).

Oder gehen wir neue Wege, durchbrechen die Grenze und lassen die Sinnhaftigkeit, Autonomie und Lebensfreude in die Arbeit einfließen und umgekehrt, gelingt es uns in der Muße Selbstbestätigung und existentielle Sicherheit zu gewinnen.

Tab. 3.1 Arbeitswelt der Freelancer

Kriterium	Im IT-Bereich Tätige	Journalisten	Grafiker, Designer
Ziele	Unternehmerische	Fachlich orientierte	Kreativ orientierte
Einkommen	Sehr zufrieden	Unzufrieden	Nicht so wichtig
Form	Sehr zufrieden	Unzufrieden	Sehr zufrieden
Inhalt	Sehr zufrieden	Sehr zufrieden	Sehr zufrieden
Beruf – Privat	Getrennt	Negativ überlappend	Positiv überlappend
Motivation	Extrinsisch	Intrinsisch	Intrinsisch
Typ	Unaufgeregte Rationale	Überzeugungstäter	Flexible Individualisten

Einige Berufsgruppen zeigen, dass dies gelingen kann. Eine Projektgruppe der BALANCE Konferenz (2010) untersuchte die Arbeitswelt der Freelancer: „Freelancer als Phänomen einer Arbeitswelt im Wandel – Spannungsfelder zwischen Flexibilität und Stabilität" (S. 375 ff.). Dabei werden die drei Freelancer Gruppen der im IT-Bereich Tätigen, der klassischen Medienschaffenden (Journalisten) und der kreativ Schaffenden verglichen. Hier eine Zusammenstellung des Textes in Tabellenform (Tab. 3.1):

In den technologisch hochentwickelten Ländern haben wir eine Situation, die es uns erlauben würde, den Schritt in eine Welt mit weniger Erwerbsarbeit und mehr Muße zu tun. Die Möglichkeiten, Arbeit zu reduzieren, sind noch lange nicht ausgeschöpft. Wir leben auch in den westlichen Ländern mit einem Phänomen, von dem wir glaubten, es nur in Bezug auf die sozialistischen Länder anprangern zu können: mit einer hohen verdeckten Arbeitslosigkeit. Und die erschöpft sich nicht nur in den verschiedenen Weiterbildungs- und sonstigen statistikverschönernden Maßnahmen der Agentur für Arbeit. Die digitale (oder elektronische) Revolution bietet weiterhin ein großes Potenzial, Arbeit einzusparen. Der Mensch müsste schon lange nicht mehr so viel arbeiten, wenn diese Ressourcen voll ausgenutzt würden (vgl. z. B. Rifkin et al. 2004).

Folgende Fragen werden nachfolgend beleuchtet:

- Worin besteht das Potenzial der Arbeitseinsparung?
- Warum tun wir alles, um dies zu verhindern?
- Wie sieht diese Verhinderung im betrieblichen Alltag aus?

Drei Ansatzpunkte der Arbeitseinsparung gibt es: Technisierung der Produktionsmittel (Stichwort: Automatisierung), Einsatz intelligenter IT-Lösungen zur Steuerung der Arbeitsprozesse, Flexibilisierung des Personaleinsatzes durch Projekt- oder sonstige der Auftragslage eines Unternehmens angepasste Beschäftigungen,

Umgestaltung der Supply-Chain in der Dienstleistung (Stichwort: Abbau von „Schalterpersonal" z. B. in Banken, beim Check-in in Flughäfen, die Bezahlung im Supermarkt könnte ebenso ohne menschliche Arbeitskraft abgewickelt werden) und durch die Optimierung der innerbetrieblichen Kommunikation (vgl. hierzu Händeler 2009).

Warum tun wir alles, um diese Arbeitseinsparungen zu verhindern? Die Antwort ist menschlich: Da das Gehirn in seinem limbischen Bereich darauf programmiert ist, vorrangig die Gefahren zu sehen, hier die Gefahr des Arbeitsplatzverlustes und damit

- des Verlusts der Einkommensmöglichkeit,
- des Verlusts des Selbstwertgefühls,
- des Verlusts des Lebenssinns,

also des Verlusts alles dessen, was mit Arbeit assoziiert wird.

Diese Gefahren überwiegen in unserem Bewusstsein die Gewinne:

- der Gewinn von Freiheit und Autonomie,
- der Gewinn von Flexibilität,
- der Gewinn von Zeit für Familie, Freunde, etc.

Es ist diese Angst, die den Blick für Lösungsmöglichkeiten verstellt, bis wir durch die Macht des Faktischen gezwungen werden.

Wie sehen die Verhinderungsstrategien im Alltag aus? Auf der Ebene der Systeme sind es arbeitsrechtliche Maßnahmen, wie restriktive Kündigungsbedingungen oder bürokratische Bestimmungen etc. Auch haben Organisationen und deren Individuen mehr oder weniger subtile Möglichkeiten, Arbeit aufzublähen.

- Kampf der Managementsysteme
  Dies meint die verschiedenen Managementtheorien, mit deren Überbewertung und häufigem Wechsel Energien der Mitarbeiter gebunden werden. Damit einhergehen unterschiedliche und darum verwirrende Führungskulturen. Und noch gravierender sind die damit verbunden Umstrukturierungen, die der darin „geübte" Mitarbeiter über sich ergehen lässt und ihn im schlimmsten Fall in die innere Kündigung treibt. Die Vielfältigkeit der möglichen Organisationsstrukturen führt dazu, dass sie zum Spielball der Entscheider im Unternehmen und der externen Berater werden – auf Kosten der Effizienz und Arbeitseinsparung. Es ist oft auch eine Machtfrage, wer welche Umstrukturierung durchsetzen kann, um dann etwaige Erfolge für sich zu verbuchen.

- Entscheidungsmüdigkeit
  Mittel- und Topmanager treffen keine Entscheidungen sondern vertagen diese,
  bis sie sich erübrigt haben. Hier gilt die Überlebensstrategie dem Vermeiden
  von Fehlern. Solange Fehler vermeintlich zum Arbeitsplatzverlust führen, ist
  dies eine gern genutzte Haltung.
- Ineffiziente Kommunikation
  Nicht-Kommunikation zwischen Abteilungen erlaubt, Aufgaben doppelt zu machen. Das Wissen nicht zu teilen, ermöglicht ebenso eine Verdoppelung der
  Arbeit. Nicht-Vertrauen ermöglicht Kontrolle – eine Zusatzarbeit. Selbst die so
  berechtigt erscheinende Forderung, der Mitarbeiter müsse möglichst viele In-
  formationen erhalten, stellt eine gute Gelegenheit dar, das Arbeitsvolumen zu
  erhöhen, indem man alle mit emails überlastet. Die Gestaltung von Meetings ist
  ebenso ein unerschöpflicher Quell von Arbeitszeitbindung.
- Unzufriedenheit der Mitarbeiter
  Bestünde ein Unternehmen aus überwiegend zufriedenen Mitarbeitern, die ihr
  Wollen und ihr Können voll einbringen, da sie die Rahmenbedingungen des
  Dürfens vorfinden, ließe sich ein hoher Prozentsatz an menschlicher Arbeit
  einsparen.
- Arbeitsplatz- und damit Einkommensunsicherheit
  Viel Zeit und Energie investieren Mitarbeiter in Fortbildungen, die nicht der
  persönlichen Weiterentwicklung, sondern vielmehr der vermeintlichen Ar-
  beitsplatzsicherung dienen (Stichwort: Employability). Und da die Aussichten
  auf einen lebenslangen Arbeitsplatz heute ziemlich unrealistisch sind, küm-
  mern sich vorausschauende Arbeitnehmer intensiv um ihr berufliches Netzwerk.
  Um nicht missverstanden zu werden: Bildung und kommunikatives Netzwer-
  ken sind äußerst positiv, aber zweckgebunden und angstbesetzt bedeuten sie
  Aufblähung der Arbeitszeit.

Trotz der beschriebenen Möglichkeiten der Arbeitseinsparung, arbeiten die, die
Arbeit haben, überdurchschnittlich lang. Dohmen (2011) sieht die Ursache im Ein-
kommensnotstand: „Viele Beschäftigte in den westlichen Industrieländern arbeiten
heute sogar wieder länger, um die sinkenden Durchschnittslöhne zu kompensie-
ren. (…) Radikal verändern dürfte sich das Verhältnis von Arbeits- und Freizeit
ohnehin erst, wenn der Einkommensbezug vom Arbeiten entkoppelt wird. Einen
ersten Anlauf dafür unternimmt nun eine Initiative in der Schweiz: Die Bürger
sollen dort über ein Grundeinkommen abstimmen" (ebd.). Die Volksinitiative in
der Schweiz war im Oktober 2013 erfolgreich und die Volksabstimmung wird wohl
in den nächsten 2–3 Jahren durchgeführt. Ab 2050 plant die Initiative bei positivem
Ausgang dann die Einführung.

Fazit Arbeit erfüllt folgende grundlegenden Bedingungen des menschlichen Lebens:

- Zweck: Existenzsicherung durch Herstellung von Gütern und Dienstleistungen und Einkommenssicherheit
- Macht/Autonomie
- Sinn
- Ausdruck bestimmter Werte wie Pflichterfüllung und Disziplin.

Die fortgeschrittene Technologie hat uns so weit gebracht, dass die Güter und Dienstleistungen, die wir brauchen, sich mit wesentlich weniger menschlicher Arbeitskraft herstellen ließen als dies heute geschieht. Gleichzeitig wird uns die Knappheit der Umweltressourcen zwingen, weniger Konsumgüter herzustellen, womit viele Produktionsarbeitsplätze entfallen. Angst um Einkommenssicherheit und vor dem Verlust des Lebenssinns bewirken, dass wir dies mit aller Kraft verhindern. Das sind die beiden Punkte, die sehr ernst genommen werden müssen, und die gleichzeitig die Lösungsansätze bieten können.

3.2 Leben

Politische Philosophie: Die Idee vom Guten Leben

Was Leben allgemein und ein gutes Leben im Besonderen ausmacht ist *die* philosophische Frage schlechthin. Leben wurde mit „In-Bewegung-Sein", mit stetiger Veränderung definiert. Gutes Leben bedeutet, Unangenehmes abzuwehren und Angenehmes zu gewinnen.

Darüberhinaus gehen Gedanken, wie das Leben in einem konkreten Kontext gestaltet werden kann. Die politische Philosophin Martha Nussbaum entwickelt ihre Ideen im Dialog mit Aristoteles, da für ihn „(. . .) eine Lebensweise, die nur aus Ernährung und Wachstum besteht oder um diese Tätigkeiten zentriert ist, nicht als menschliches Leben gelten kann. (. . .) Das wahrhaft menschliche Leben ist dagegen ein Leben, das durch die Tätigkeit der praktischen Vernunft geleitet wird (. . .)" (Nussbaum et al.1999, S. 127). „Die zentrale Aufgabe des Staates besteht also darin, allen Menschen (. . .) die Bedingungen für ein im vollen Sinne menschliches Leben zur Verfügung zu stellen" (ebd., S. 129).

Nussbaum et al. (1999) erstellt eine Liste von „Grundfähigkeiten des Menschen", die im Einzelnen vorhanden sein müssen, um ein gutes Leben führen zu können, und die der Staat (heute auch das Unternehmen?) durch Bildung verstärken und durch Gesetze (im Unternehmen: Betriebsvereinbarungen, Leitbilder, etc.) ermöglichen muss.

1. „Die Fähigkeit, ein volles Menschenleben bis zum Ende zu führen; nicht vorzeitig zu sterben oder zu sterben, bevor das Leben so reduziert ist, dass es nicht mehr lebenswert ist.
2. Die Fähigkeit, sich guter Gesundheit zu erfreuen; sich angemessen zu ernähren; eine angemessene Unterkunft zu haben; Möglichkeiten zu sexueller Befriedigung zu haben; sich von einem Ort zum anderen zu bewegen.
3. Die Fähigkeit, unnötigen Schmerz zu vermeiden und freudvolle Erlebnisse zu haben.
4. Die Fähigkeit, die 5 Sinne zu benutzen, sich etwas vorzustellen, zu denken, zu urteilen.
5. Die Fähigkeit, Bindungen zu Dingen und Personen außerhalb unserer selbst zu haben; diejenigen zu lieben, die uns lieben und für uns sorgen, und über ihre Abwesenheit traurig zu sein; allgemein gesagt: zu lieben, zu trauern, Sehnsucht und Dankbarkeit zu empfinden.
6. Die Fähigkeit, sich eine Vorstellung vom Guten zu machen und kritisch über die eigene Lebensplanung nachzudenken.
7. Die Fähigkeit, für andere und bezogen auf andere zu leben, Verbundenheit mit anderen Menschen zu erkennen und zu zeigen, verschiedene Formen von familiären und sozialen Beziehungen einzugehen.
8. Die Fähigkeit, in Verbundenheit mit Tieren, Pflanzen und der ganzen Natur zu leben und pfleglich mit ihnen umzugehen.
9. Die Fähigkeit, zu lachen, zu spielen, und Freude an erholsamen Tätigkeiten zu haben.
10. Die Fähigkeit, sein eigenes Leben und nicht das von jemand anderem zu leben.
    a. Die Fähigkeit, sein eigenes Leben in seiner eigenen Umgebung und seinem eigenen Kontext zu leben" (Nussbaum et al. 1999, S. 57 f.).

Der Mensch braucht äußere Bedingungen, die ihn diese Fähigkeiten entwickeln lassen (durch Erziehung und Bildung sowie durch gesicherte Lebensverhältnisse). Ein gutes Leben entsteht aber erst, wenn der Einzelne diese Fähigkeiten in Tätigkeiten umsetzt. Wichtige äußere Bedingung für die Umsetzung ist der Raum für Entscheidungsfreiheit. Entscheidungsfreiheit, vor allem um Punkt 10 der Liste zu erfüllen, das eigene Leben, das sich von anderen unterscheidet, zu leben. Der Autonomiebegriff (vgl. Sichler 2006) wurde bereits eingeführt. Auch Nussbaum et al. (1999) halten ihn für maßgeblich, um ein gutes Leben zu führen.

Diese offene Liste ist durch das Nachdenken einer Philosophin entstanden. Nicht den philosophischen, sondern den empirischen Weg geht Csikszentmihalyi, der in seinem Buch „Lebe gut!" (2001) mithilfe der von ihm entwickelten *Experience Sampling Method*, kurz ESM, herausfindet, wann Menschen ihr

Tab. 3.2 Experience Sampling Method

Kategorie	Art	Glück	Motivation	Konzentration	Flow
Produktive Aktivitäten	Berufstätigkeit	−	− −	+ +	+
Erhaltende Aktivitäten	Hausarbeit	−	−	0	−
	Essen	+ +	+ +	−	0
	Pflege	0	0	0	0
	Autofahren, Beförderung	0	0	+ +	+
Freizeitaktivitäten	Medienkonsum (Fernsehen + Lesen)	0	+ +	−	−
	Hobby, Sport, Kino	+	+ +	+	+ +
	Reden, Geselligkeit, Sex	+ +	+ +	0	+
	Muße, Ausruhen	0	+	−	− −

Leben als gut bezeichnen. Bei dieser Methode bekommen Probanden einen Piepser, der sich in unregelmäßigen zwei-Stunden-Rhythmen meldet. Dann sind sie angehalten aufzuschreiben, was sie gerade tun, mit wem und wie ihr Gefühlszustand ist.

Durch ESM wurde festgestellt, wie Glück, Motivation, Konzentration und Flow (zum Flow Zustand siehe Abschn. 3.3) bei den verschiedenen Tätigkeiten erlebt werden: Die Skala reicht von (− −) über neutral (0) bis zu (+ +) (Tab. 3.2).

So sieht Csikszentmihalyi das Paradox der Arbeit:

- Sie verschafft die intensivsten und befriedigendsten Augenblicke im Leben vs. sie wird von den meisten gern gemieden.
- Die meisten würden weiter arbeiten, selbst wenn sie genügend Geld hätten vs. die meisten Befragten erhalten häufig Signale „ich würde jetzt gern was anderes machen" während der Arbeitszeit.

Fazit Man kann sich dem Begriff eines guten Lebens auf zweierlei Weise nähern: die *elitäre*: Sie entsteht aus der aristotelischen Tradition, wonach eine intellektuelle Elite ein gutes Leben ohne Arbeit führen konnte (Nussbaum et al. (1999) nimmt gewiss keinen elitären Standpunkt ein, sie gönnt das gute Leben allen Bevölkerungsschichten, aber ihr Ausgangspunkt ist eben ein elitärer). Die zweite Weise ist eine *empirische*: Sie zieht ihre Schlüsse aus der Befragung von Probanden im Alltagsleben. Beide zeigen, dass Arbeit nur einen kleineren Teil des guten Lebens ausmacht. Jedenfalls nicht den Prozentsatz, den sie heute für die meisten einnimmt.

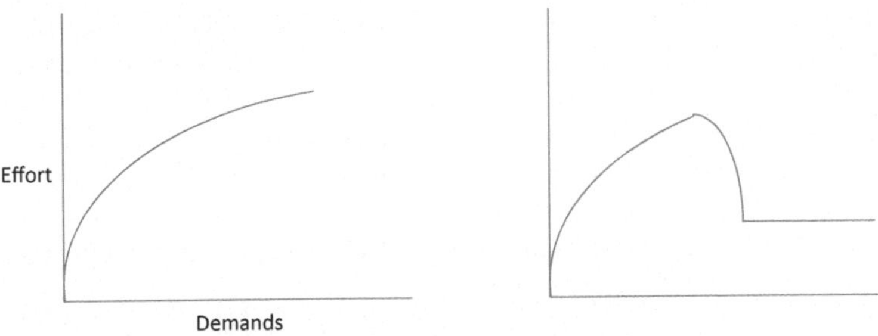

Abb. 3.1 Effortless Attention. (Bruya 2010, S. 2)

3.3 Gut leben *und* Leistung in der Arbeit

Csikszentmihalyi fragt, „wie lässt sich die Gefahr vermeiden, dass man das Leben in Arbeit – die deshalb ohne Sinn ist, weil sie keine Freiheit lässt – und Freizeit – die keinen Sinn hat, weil sie keinen Zielsetzungen folgt – aufteilt? Einen möglichen Ausweg weist das Beispiel der kreativen Menschen" (Csikszentmihalyi 2001, S. 102). In deren Leben seien Arbeit und Spiel verbunden.

Zu bestätigenden Ergebnissen kommt der Sammelband „Effortless Attention" (vgl. Bruya 2010). Aus psychologischer und neurologischer Sicht wird hier die Tatsache untersucht, dass Aufmerksamkeit abhängig von bestimmten Bedingungen mit und ohne Anstrengung möglich ist. Das für die Anhänger des *„Arbeit ist gleich Mühsal*-Prinzips" überraschende Ergebnis ist, dass durch „effortless attention" Leistung gesteigert werden kann. Hierbei wird der Kraftaufwand (effort) gemessen durch einen erhöhten Kalorienverbrauch des Gehirns, durch erhöhten Herzschlag und durch Veränderung auf der Hautoberfläche und durch Befragung des Probanden. Dabei ergaben sich folgende Kurven, abhängig von den Rahmenbedingungen, wobei die zweite Situation auch als Flow-Zustand bezeichnet wird (Abb. 3.1).

Der Flow-Zustand ist bei selbstgewählten Zielen und unter Bedingungen, die Selbstregulation ermöglichen (vgl. Sichlers Autonomiebegriff (2006)), zu beobachten. Selbstregulation bedeutet die Fähigkeit, seine Ziele zu erreichen und Handlungen zu unterlassen, die diesen Zielen zuwider laufen. Versuche mit Probanden ergaben, dass Aufmerksamkeit und Selbstregulation begrenzte Ressourcen sind, die durch vorangehende Anstrengung wie z. B. Entscheidung fällen (Schokolade oder Obst) aufgebraucht werden kann. Probanden, die angehalten wurden, sich für einen Rettich statt für Schokolade zu entscheiden, schnitten bei der folgenden kognitiven Aufgabe schlechter ab als die Kontrollgruppe, die keine Entscheidung treffen musste. Gestärkt wird Aufmerksamkeit und Leistung dagegen, wenn sich die Person in einem autonomen, selektiv positiven Zustand befindet. Dabei können schon kleine, unbewusst wirkende positive Wahrnehmungen als Bahnungseffekt dienen.

Csikszentmihalyi nennt als Bedingungen für Flow in seinem Aufsatz „Effortless Attention in Everyday Life" (Bruya 2010):

- klare Ziele und zwar nicht nur als Endresultat, sondern für jeden nächsten Schritt (z. B. der nächste Handgriff für den Kletterer)
- sofortiges und eindeutiges Feedback (z. B. Töne, die der Pianist hört)
- Fähigkeit und Anforderung sind in Balance, so dass weder Über- noch Unterforderung entsteht

Ziele und Feedback sind nicht notwendigerweise von der Umwelt gegeben. Sie liegen im Erfahrungsschatz des Individuums. Csikszentmihalyi (2001) nennt als Beispiel den Kletterer, der in der Felswand die Ziele für seine Hände sieht, wo der Ungeübte nichts erkennt. Oder den Pianisten, für den die Töne ein wesentlich tiefer gehendes Feedback als für den Unmusikalischen sind. Das Feedback wird im Flow-Zustand nicht positiv oder negativ gewertet, es ist nur erwünscht oder nicht erwünscht und falls nicht erwünscht, wird die eigene Handlung geändert, bis das gewünschte Feedback erreicht wird. Diese Nicht-Wertung als richtig oder falsch ist wichtig, da negative Emotionen („Ich habe einen Fehler gemacht.") eine sofortige Änderung der Handlungsrichtung blockieren würden.

Eine wichtige Quelle der „effortless attention" ist das Unbewusste, der Teil des Bewusstseins, in dem die Automatismen, das Erfahrungswissen gespeichert sind. Sowohl Lernen als auch Leistungserbringung sind aus einem Zustand der Entspannung heraus wesentlich effizienter als aus einem Zustand der Anspannung. Wie der Zugang zum unbewussten, automatisierten Bereich absichtlich verbreitert werden kann, zeigen Untersuchungen zur Auswirkung von Meditation (vgl. insbesondere: Posner et al. 2010. S. 409 ff).

Fazit Der von Csikszentmihalyi beschriebene und benannte Flow-Zustand zeichnet sich durch Leistung ohne Anstrengung aus. Er kann durch Instrumente der Verhaltenspsychologie und Neurowissenschaften nachgewiesen werden. Arbeiten im Flow-Zustand ist eine der Möglichkeiten, Arbeit und ein gutes Leben zu vereinbaren.

Gestaltung von Arbeit in einem guten Leben

4

4.1 Der Einzelne

Wie können nun die vorstehenden Theorien im Alltag angewandt werden? Im Folgenden wird dargestellt, welche Möglichkeiten der Einzelne, das Unternehmen und die Politik haben. Für das Individuum bedeutet das, dass es ein Bewusstsein der Selbstwirksamkeit entwickelt, das sich nicht durch Schuldzuweisungen an Organisationen, Systeme aufgibt. Diese Bewusstseinsänderung in Richtung einer Verantwortungsübernahme an sich ist übrigens schon der erste Schritt in ein besseres Lebensgefühl.

Selbstwirksamkeit ist die Kompetenz, die in der flexiblen Arbeitswelt immer wichtiger und gleichzeitig schwerer zu erwerben ist. Sie entsteht durch Erfolge und wird durch Gehirntätigkeiten geprägt – wir sind in einem Bewusstseinszustand der Gestaltungsmacht oder der Depression. Oder wie Schwartz es beschreibt: „Our identity is the sum of stories we tell about ourselves. Our worldview is the sum of stories we tell about others. We have an extraordinary capacity to shape our reality, for better or for worse. Each of us, however, has a default lens. We call this lens reality, because most of us believe we see things the way they are. (…) We must learn to look through a broader range of lenses" (Schwartz et al. 2010, S. 155). Schwartz empfiehlt, beide Linsen zu beachten: die reflektive, kurzfristige: Was sind die Fakten, was ist die Geschichte, die ich mir erzähle? Und die weitsichtige: Die Fakten ergeben jetzt eine negative Geschichte (Gegenwart und Vergangenheit). Macht die Zukunft daraus eine positive Geschichte? Dies ist „positives Denken", ohne in Schönfärberei abzugleiten.

Laut Schwartz et al. (2010) misst Fitness, wie schnell ich mich physisch erhole, wie schnell das unter Stress ausgeschüttete Cortisol auf normalen Level zurückgeht. Belastbarkeit misst, wie schnell ich mich emotional erhole, wie schnell ich z. B. aus

G. Voggenreiter, *Arbeit zwischen Selbstverwirklichung und Selbstgefährdung*, essentials, DOI 10.1007/978-3-658-04980-5_4, © Springer Fachmedien Wiesbaden 2014

einem Ärger zurückkomme. „It takes less than ninety seconds for limbic system programs to be triggered, surge throughout the body, and then be completely flushed out of our systems' explains Jill Bolte Taylor ‚If you stay angry after ninety seconds, it's because you've chosen to stay angry"' (Schwartz et al. 2010, S. 131).

Wenn Arbeit die Überführung eines Zustandes durch Energiezufuhr in einen anderen Zustand bedeutet, wenn Leben bedeutet, weg von Gefahren hin zu Angenehmem, dann wird deutlich, wie wichtig Ziele sind. Das geht von den großen Lebenszielen über Lebensphasenziele, Ein-Jahresziele, über Tages-Phasenziele bis zum Ziel einer einzelnen Handlung. Je eindeutiger diese Ziele gesetzt werden, umso weniger können Konflikte auftreten, die zum inneren Dialog führen, zu Gedanken, die Schuld-, Mangel- und Versagensgefühle hervorrufen und damit den Flow-Zustand blockieren. Bei großen Zielen erkennen wir dies meist an, und zur Leistungssteigerung durch Flow dürfen wir dies auch in den kleinen Tätigkeiten der Tagesphasen anwenden: Das jeweilige Ziel bestimmt Art der Umgebung, Art der Reize, die ich zulasse. Während einer Tätigkeit, die Kreativität erfordert, begebe ich mich in eine kreative Umgebung (meist nicht der Bürostuhl), da deren Reize bereits einen Bahnungseffekt auslösen. Reize wie E-mails oder Telefonate tragen meist nicht viel Kreatives bei – darum sollte man diese ausschalten! Empfehlungen der Zeitmanagementberater erhalten so ihre wissenschaftliche Bestätigung und lassen niemandem die Ausrede: *Bei mir ist das anders, ich schaffe das* … Nein, es geht tatsächlich auf Kosten der Leistung!

Anhand der Zielekaskade und der Priorisierung der Life-domains kann ein Kuchendiagramm erstellt werden, das zeigt, wie viel Raum (in Prozent) die jeweiligen Life-domains innerhalb einer Lebensphase einnehmen sollen. Dann kann ich meinen Tagesablauf durchscannen und die Zeitverteilung entsprechend anpassen. Als Life-domains werden allgemein folgende Bereiche angesehen: Familie, Freunde, Beruf, Körper und Spiritualität.

Zwei Konstanten sollte jeder Zieleplan enthalten: Zeit für mich (mentale Entspannung: 15 min pro Tag und physische: Bewegung: 30 min mindestens dreimal pro Woche).

Fazit Ich sehe folgenden Beitrag des Individuums für den eigenen Life-Domain-Rhythm:

- Anerkennung der Verantwortung für das eigene Leben (Selbstwirksamkeit)
- Ziele und Werte definieren
- den Zielen und Werten treu bleiben, konsequent (aber nicht starr)
- die Lebensbereiche: Familie, Freunde, Beruf, Körper, Spiritualität, Hobby, Vergnügen, ehrenamtliches Engagement etc. gemäß den selbstgesteckten und priorisierten Zielen abdecken

- mentale und emotionale Ressourcen nachhaltig behandeln, also die Gesetzmäßigkeiten des Auftankens beachten
    - Schlaf, auch den Mittagsschlaf in einer umsetzbaren Form einbauen
    - Sport, besser gesagt Bewegung (mind. 30 min, mindestens dreimal pro Woche)
    - Meditation oder eine andere Form der wachen Entspannung (im Gegensatz zum Schlaf)
    - Konzentriertes Arbeiten auf 90 min begrenzen, gefolgt von einer Pause oder Arbeiten, die wenig Konzentration verlangen
    - Stärkung der Ressourcen durch „positives Denken" nutzen
    - Schwächung der Ressourcen durch Verbleiben in negativen Emotionen vermindern.

4.2 Unternehmen

Die meisten Work-Life-Balance-Maßnahmen in Unternehmen rekurrieren auf die Zeit, die zeitliche Abgrenzung von Tätigkeiten für das Unternehmen und privaten Tätigkeiten des Mitarbeiters. Die Prognos Studie von 2005 kennt folgende Work-Life-Balance-Maßnahmen:

Arbeitszeitflexibilisierung

- Teilzeit, Gleitzeit, Arbeitszeitkonten, Sabbatical
- Arbeitsorganisation
- Jobsharing, teilautonome Teams, Arbeitsortflexibilität
- Personalentwicklung und -führung
- Sensibilisierung der Führungskräfte
- Wiedereinstiegsprogramme, flankierende Services
- Haushaltsnahe Dienste, Hilfe bei Kinderbetreuung, Sozialberatung
- Qualifizierungsangebote
- Gesundheitsförderung
- Sport, Fitness, Förderung gesundheitlicher Kompetenz, Gesundheitschecks

Dazu kommen müssen Faktoren, die eine „pulsierende Kultur" im Unternehmen schaffen, wie Tony Schwartz et al. (2010) es nennt. Im idealen Fall wechselt der Mitarbeiter pulsierend (oder rhythmisch!) zwischen den emotionalen Zuständen hoch/positiv und niedrig/positiv in Schwartz' Modell (Abb. 4.1):

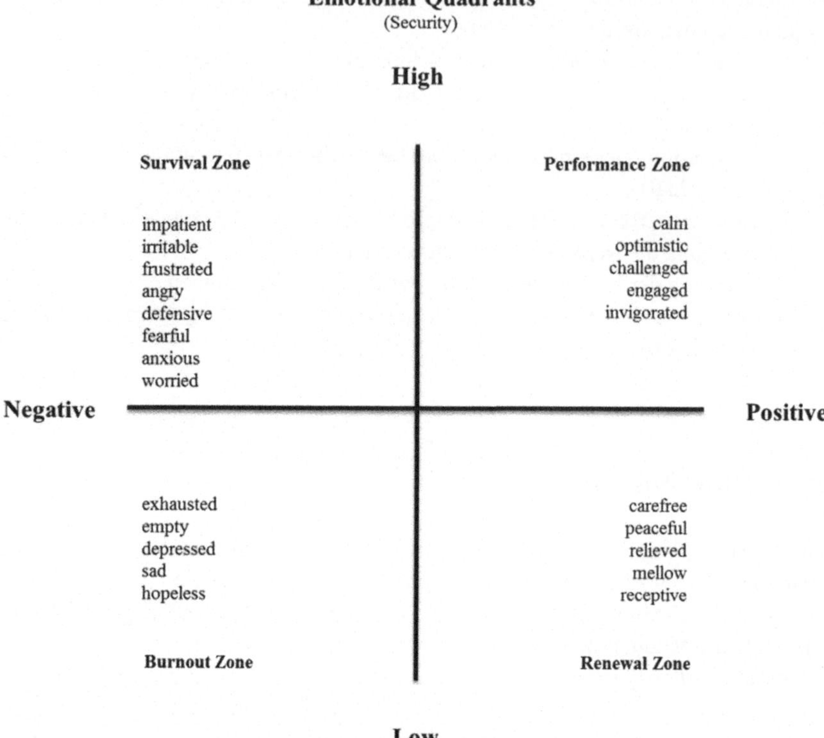

Abb. 4.1 „Das Schwartz"-Modell. (Schwartz et al. 2010, S. 14)

In den heutigen Unternehmen diagnostiziert er, dass die meisten aus dem hoch/negativ-Status heraus handeln, was dann bei immer mehr Personen in niedrig/negativ umschlägt. Dass wir nicht immer in der Leistungszone sein können, dürfte klar sein, die Energie, die aufgebraucht wird, muss aufgetankt werden Darum braucht es Maßnahmen, um den Mitarbeitern einen Wechsel zwischen hoher und niedriger Energie auf der positiven Seite zu ermöglichen.

Die Erkenntnisse der Schlafforschung, dass der Mensch während des Schlafs rhythmisch Phasen von ungefähr 90 min durchläuft, die mehr oder weniger tief sind, legt die Vermutung nah, dass dies auch während der Tageszeit so weiter verläuft. Mitarbeitern sollte also ermöglicht werden, diese mit abwechselnd herausfordernden Aufgaben einzuhalten. Der Managementberater Tony Schwartz et al. (2010) geht noch weiter und sieht Wochen- und Jahresphasen. Der Montag beginnt demnach etwas unter der energetischen Nulllinie. Nach einer Warm-up-Phase wird das energetische Hoch am Dienstag und Mittwoch erreicht. Diese Zeit eignet sich für komplexe oder kreative oder strategische Aufgaben, die eine hohe Problemlösekompetenz erfordern. Ab Donnerstagnachmittag beginnt die Kurve zu sinken. Eine gute Zeit für Meetings, in denen es wichtig ist, einen Konsens zu finden. Freitags nähert sich die Energie wieder der Nulllinie und sinkt nachmittags sogar darunter. Eine gute Zeit für Arbeiten, die nicht dringend abgeschlossen müssen wie Brainstorming, langfristige Planung und Beziehungspflege. Den Jahresphasenplan muss jede Organisation für sich selbst finden. Es bedeutet, dass Wochen, Monate mit hoher Belastung identifiziert werden und sich mit solchen von relativer Entspannung abwechseln. Dies kann die Vorweihnachtszeit sein: die Mitarbeiter wissen, dass die Belastung hoch sein wird, aber eben auf absehbare Zeit.

Der Neurobiologe, Arzt und Psychotherapeut Joachim Bauer untersucht die Anforderungen, die das menschliche Gehirn an Arbeit stellt, damit diese als befriedigend erlebt wird. Er beschreibt den allgemein bekannten positiven Stress (Eustress) und den belastenden Disstress und schreibt dann: „Aus Sicht der Hirnforschung besteht eine optimale, der Gesundheit zuträgliche Art von Stress, … darin, sich auf eine konkrete, klar definierte und beherrschbare Aufgabe konzentrieren zu können." (Bauer 2013, S. 42) und weiter: „Die Mehrheit der Arbeitsplätze fordert von denen, die an ihnen arbeiten, heute nicht mehr die Erledigung *einer* Aufgabe und die Fokussierung der Aufmerksamkeit darauf. Eine *breit gestreute, aber flache Aufmerksamkeit* ist gefragt." (S. 43) Diese setze ein anderes Stresssystem in Gang, das in der Gehirnforschung als „Default Mode Network" bezeichnet wird und bedeutet, dass bei nicht Vorliegen einer konkreten Aufgabe das Gehirn in den Modus einer „unspezifischen Wachsamkeit" (ebenda) schaltet. Bauer nennt dies das „Unruhe-Stresssystem", da es sich um eine „diffuse Wachsamkeit gegenüber einer möglichen Herausforderung" (S. 45) handelt. Diese diffuse Wachsamkeit bedeutet eine ständige Habtacht-Stellung vor möglichen Gefahren und kann als hochtouriger Leerlauf empfunden werden. Die konzentrierte, fehlerfreie Bearbeitung einer Aufgabe ist dann oft nicht mehr möglich. Hier kommt der Gestaltung des Arbeitsplatzes eine wichtige Rolle zu, Multitasking zu vermeiden und konzentriertes Arbeiten an einer Aufgabe zu ermöglichen.

Ein weiteres medizinisch begründetes Verfahren weist ebenfalls darauf hin, wie wichtig die Rhythmisierung, also der gezielte Wechsel zwischen den Tätigkeiten und Energielevels ist. Die von Dr. Lohninger entwickelte Methode „Lebensfeuer" misst die Herzratenvariabilität und macht damit die Tätigkeit des Vagusnervs sichtbar. Für viele Entscheidungsträger in Unternehmen ist es hilfreich medizinisch nachgewiesen zu erkennen, dass Anspannung und Entspannung in kürzeren Abständen erfolgen muss, um eine nachhaltige Leistungskraft zu erhalten. Denn wenn man nach einem erschöpfenden Arbeitstag nur noch low-level Aktivitäten wie z. B. Fernsehen verrichten kann, dann bedeutet dies keine Entspannung und damit kein Auftanken von Energie. Der Vagusnerv ist nicht mehr in der Lage, „runterzuschalten" und hat die Fähigkeit, sich an verschiedene Energielevel anzupassen, verloren. Der Organismus verharrt in einem eintönigen hochtourigen Leerlauf.

Es geht also nicht unbedingt darum, die Arbeitsleistung zu reduzieren, sondern sie effektiver zu gestalten, indem die Mitarbeiter lernen, wie sie ihre Energie einsetzen, und dann die Rahmenbedingungen zu schaffen, die die Umsetzung ermöglichen.

Viele der genannten Maßnahmen sind über Betriebsvereinbarungen, interne Kommunikation und Weiterbildung in den betrieblichen Alltag einzuführen. Ein weiteres Mittel ist die Aufnahme der Kompetenzen, die Selbstwirksamkeit und effizientes Arbeiten (Flow, effortless attention etc.) ermöglichen, in das Kompetenzmodell einer Organisation. Dieses Kompetenzmodell ist dann Grundlage für Personalentwicklung (Zielvereinbarungen, Führungskräfteentwicklung, Weiterbildung, Laufbahnplanung etc.) und Organisationsentwicklung.

Fazit Dies können Unternehmen tun, um den Life-Domain-Rhythm ihrer Mitarbeiter zu ermöglichen:

- edukative Maßnahmen: Bewusstheit in der Belegschaft schaffen: durch Maßnahmen der Weiterbildung und der internen Kommunikation zu den Themen Aufmerksamkeitssteuerung, Selbstmanagement, bewusstes Herbeiführen von Flow-Zuständen
- inhaltliche Gestaltung der Arbeitsumgebung: Anforderungen der Aufgabe mit Fähigkeit des Mitarbeiters abstimmen (keine Über- oder Unterforderung).
- Aufbau der klassischen Work-Life-Balance-Instrumente: Arbeitszeitgestaltung, Arbeitsplatzgestaltung (Ruhe- Fitnessräume, Orte des kommunikativen Miteinanders, Orte der ruhigen Einzelarbeit, etc.), Unterstützung haushaltsnaher Dienstleistungen
- Zielvereinbarungen nicht nur für berufliche Belange, sondern auch für Lebensphasenziele: Voraussetzung dafür ist ein sehr hohes Maß an Vertrauen; Vertrauen des Mitarbeiters darin, dass die Offenlegung seiner Lebensphasenziele nicht seine Karriere beeinträchtigt, und Vertrauen des Unternehmens, dass daraus nicht ein starres System aus Rechten entsteht, das flexible Unternehmenssteuerung unmöglich macht.

Außer den herkömmlichen Work-Life-Balance-Maßnahmen gibt es eine Menge Maßnahmen, die in den Unternehmen erst ansatzweise genutzt werden. Dass Spaß,

Entspannung, Mühelosigkeit *die* ungenutzten Quellen der Leistungssteigerung sind, hat sich noch nicht herumgesprochen. Dies ist nur begrenzt durch Betriebsvereinbarungen zu verordnen. Eher ist eine Kulturarbeit erforderlich: durch Vorbild der Unternehmensführung, durch Bildungsarbeit, durch Kommunikation und Diskussion.

4.3 Gesellschaft/Politik

Viele der zuvor genannten Bedingungen für ein gutes Leben werden heute von Unternehmen erwartet. Es bleibt zu erwägen, was davon die Wirtschaft in Selbstverpflichtung und unter dem Druck, geeignetes Personal zu finden, erfüllen wird und was der Staat anbieten und vorgeben muss.

Eines ist sicher: Die Gesellschaft kann es sich schon aus finanziellen Gründen nicht leisten, das Thema auszugrenzen. Die Auswirkungen von negativem Leistungsdruck und Stress auf die Gesundheit und Leistungsfähigkeit ihrer Mitglieder sind überwältigend. Die psychischen und psychosomatischen Einschränkungen, die aus der Arbeitswelt hervorgehen, drohen zu einer Volkskrankheit zu werden und die sozialen Netze bis zum Zerreißen zu belasten.

Einige Konzepte wie die oben angesprochene Prognos Studie machen mit dem Versprechen des daraus resultierenden Wirtschaftswachstums die Work-Life-Balance Maßnahmen schmackhaft. Karlheinz Ruckriegel (2010) geht den m. E. konsequenteren Weg und fordert eine „Epochenwende": „Weg vom Denken in Kategorien des Wirtschaftswachstums, hin zum Denken in den Kategorien eines „besseren Lebens." (S. 129). Zu den Faktoren, die die moderne Glücksforschung für ein besseres Leben ausmacht, zählen u. a. Arbeit, Freiheit (hier: Autonomie), Erleben von Sinnhaftigkeit und Sicherheit. Für ihn steht nicht Wirtschaftswachstum im Mittelpunkt politischen und wirtschaftlichen Handelns, sondern glückliche Lebensjahre, die sich „... aus der Lebenserwartung und dem Grad der Zufriedenheit mit dem Leben unter der Bedingung nachhaltigen Wirtschaftens errechnen." (S. 140)

Eine wesentliche Ursache dafür dass die wissenschaftlich fundierten Vorschläge zu einer Umgestaltung der Arbeitssituationen nicht durchgeführt werden, dass also die „schlechten Manager" im Sinne Vaseks (Vasek 2013) nicht zu guten Managern werden, ist, dass die existenzielle Grundsicherung in unserer Gedankenwelt ausschließlich an Erwerbstätigkeit gebunden ist. Nach Erachten der Autorin gehört sie in den Zuständigkeitsbereich der Gesellschaft. Hier wird bewusst der Begriff *Gesellschaft* gewählt, nicht *Staat*. Denn ob wir eher einen mächtigen Staat mit viel Bürokratie haben wollen oder eher bestimmte Aufgaben in regionale Hände oder gemeinnützige Institutionen legen wollen, bliebe im gesellschaftlichen Diskurs zu diskutieren. Ebenso muss diskutiert werden, wie weit die existenzielle Grundsicherung definiert werden soll: Gehört die öffentliche Mobilität dazu, die Wasserversorgung, das Bildungswesen, der Zugang zu Wissen? Hier greift die Idee eines (bedingungslosen) Grundeinkommens, die übrigens über alle politischen Lager und Gesellschaftsschichten hinweg Befürworter hat. Dafür hat sie in keinem politischen Lager eine natürliche Heimat, da das Menschenbild der Konservativen von der Pflicht zur Arbeit ausgeht und das der Linken von der Notwendigkeit zu Arbeiten – sehr verkürzt dargestellt.

- Und doch ist das Grundeinkommen attraktiv für Unternehmer: Sie könnten rationalisieren und die Effizienz durch Innovationen erhöhen, ohne dabei von Vorwürfen begleitet und vom Kündigungsschutz begrenzt zu werden. Das Klima in den Unternehmen würde von Mitarbeitern bestimmt, die gerne in dieser Firma arbeiten, die von überwiegend intrinsischen Motiven geleitet werden. Die oben beschriebene Aufblähung der Arbeit und Dehnung der Arbeitsprozesse würde abnehmen.
- Es ist attraktiv für den Arbeitnehmer: Er bekäme einen Großteil seiner Autonomie zurück, da er nicht auf den *einen* Arbeitgeber angewiesen ist. Er kann leichter wechseln oder eine Auszeit nehmen, oder sich selbstständig machen. Er könnte – seinen Lebensphasenzielen angemessen – mehr oder weniger arbeiten. Er bekäme attraktive Arbeitsplatzangebote, da Arbeitgeber noch mehr um Arbeitskräfte werben müssen.
- Es ist attraktiv für die Wirtschaft allgemein: Es erleichtert Innovationen und kulturelle Leistungen und die Gründung von Start-ups.

Das Grundeinkommen wird nicht alle Probleme lösen, aber es kann Lösungen ermöglichen. Seinen Lebensrhythmus finden, das Management der eigenen Leistung zu optimieren, die Kommunikationsfähigkeiten zu steigern, und das alles in einem unternehmerisch erfolgreichen Umfeld, das bleibt den Akteuren auf Arbeitnehmer- und Arbeitgeberseite zu tun. Und vergessen wir nicht die Freelancer und kreativ Schaffenden. Sie können ein Vorbild für die abhängig Arbeitenden sein. Heute schon sind in diesem Sektor mehr beschäftigt als in der als so dominierend erlebten Automobilindustrie (in Deutschland).

Es bleiben große Vorbehalte gegen das Grundeinkommen:

- Der finanzielle Faktor: Wer soll das bezahlen? Es gibt Berechnungen und Modelle für die Einführung, wonach dies finanzierbar wäre. Man geht davon aus, dass eine Übergangzeit bis ungefähr 2050 notwendig wäre. Doch sollten ab sofort die Weichen dafür gestellt werden, wenn es um die Gestaltung der Transferleistungen des Sozialstaates und der Steuern geht.

- Der menschliche Faktor: Wer würde dann noch arbeiten? Die Sinnhaftigkeit und die Flow-Zustände, die nur durch Herausforderungen in einer Arbeit, die ja die Leistung weiterhin mit Geld und Anerkennung belohnen würde, sind Anreiz genug, weiterhin in Bereichen der Güterherstellung und Dienstleistung tätig zu sein. Insbesondere in einer Übergangszeit wären das Bildungswesen, die Medien etc. gefordert, um Menschen instand zu setzen, die neue Freiheit und Eigenverantwortung übernehmen zu können. Es besteht auch nicht der Anspruch, alle damit zu erreichen – doch es ist zu vermuten, dass nicht mehr Menschen in die „Verwahrlosung" abgleiten, als dies heute bereits der Fall ist.

Das Thema Grundeinkommen kann hier keinen größeren Raum einnehmen, doch wird deutlich, dass es einige Punkte des guten Lebens begünstigen würde: Sicherheit und Autonomie. Es wäre kein Garant für sinnhaftes Arbeiten und Leben, aber doch eine Voraussetzung.

Fazit Politik als Instanz, die die öffentliche und gesellschaftliche Ordnung erhält und verändert, kann aus ihrer umfassenderen Perspektive heraus einen wesentlichen Beitrag leisten, um ein gutes Leben zu ermöglichen. Sie könnte sowohl der Wirtschaft als auch den Individuen die Last der Existenzsicherung abnehmen.

Ausblick

Die folgende Abb. 4.2 zeigt, wie die bisher beschriebenen Elemente aus den Bereichen Unternehmen, Individuum und Gesellschaft aufeinander Einfluss nehmen. Ausgehend von den drei Basisvoraussetzungen „Arbeit neu gestalten", „Selbstwirksamkeit" und auf einer zur gesellschaftlichen Teilhabe befähigender „Grundsicherung" ergibt sich die Chance zu einer gesünderen Neuordnung der Lebensbereiche.

Der vorliegende Beitrag möchte zum Nachdenken anregen, ob wir der Finanz-, Wirtschafts- und Wertekrise mit dem herkömmlichen „wir müssen uns zusammenreißen, mehr arbeiten, mehr Druck machen" begegnen, oder neue Wege einschlagen. Dann bleibt noch viel zu tun, von Theoretikern wie von Praktikern:

- Wie kann die Selbstwirksamkeit und damit die Selbstverwirklichung des Individuums erhöht werden?
- Wie können wir die Wirkweisen unseres Gehirns/Körpers erhöhen und so optimal einsetzen?
- Wie definieren wir Arbeit?

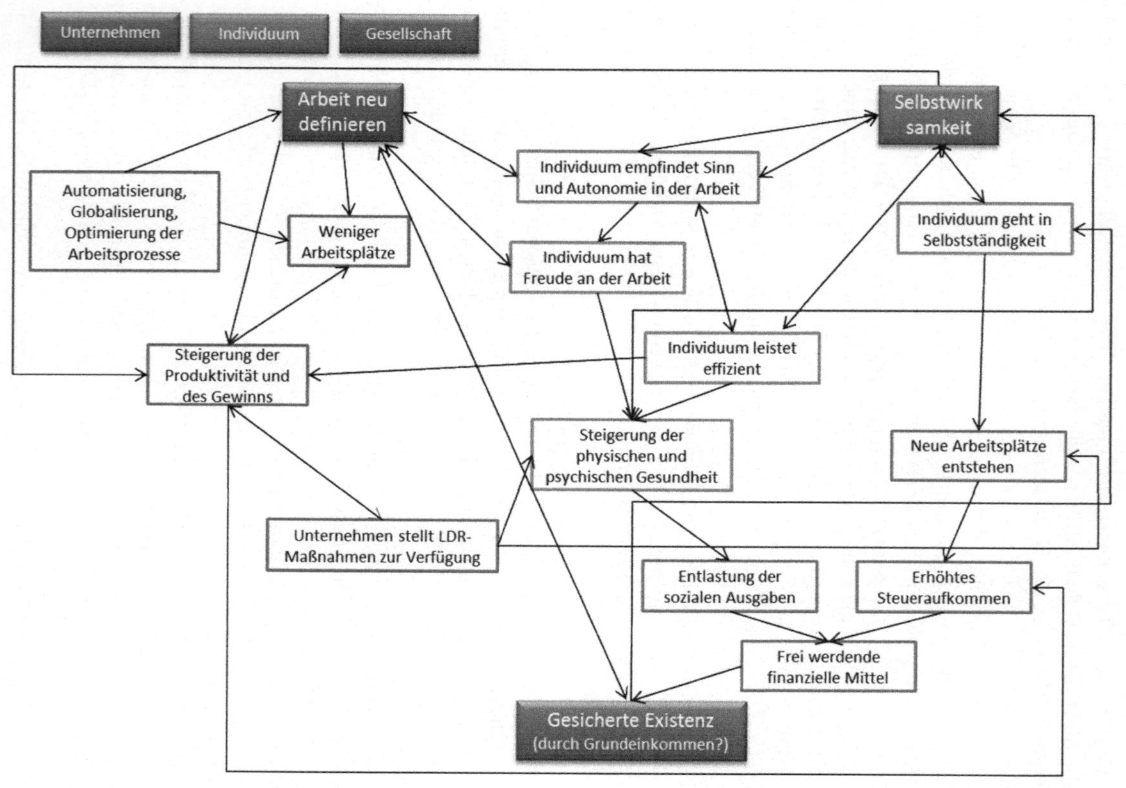

Abb. 4.2 Einflussgrößen und Abhängigkeiten von Unternehmen, Individuum und Gesellschaft (Eigene Grafik)

- Wie wird Einkommen geregelt?
- Welchen Part übernehmen dabei Wirtschaft, Staat, Bildungseinrichtungen, Forschung?

Auch wenn ich Tomas Vasek nicht in allem zustimme, hiermit hat er Recht: „. . . Work-Life-Balance ist Bullshit, ein inhaltsleerer Begriff, der uns suggerieren soll, dass Arbeit und Leben zwei verschiedene, voneinander getrennte Welten seien. Und dass das wahre, gute Leben erst nach Feierabend beginnt. In der einen Welt mühen wir uns sinnlos ab, in der anderen verwirklichen wir uns selbst. . . . Doch was wir brauchen, ist gute Arbeit, die unsere Fähigkeiten zur Geltung bringt – und die beiträgt zu einem guten Leben." (Vasek 2013, S. 14). Vasek sieht die Schuld nicht im kapitalistischen System, sondern in den schlechten Managern. Dies ist die alte Frage: bestimmt das Bewusstsein (z. B. der Manager) das Sein (das ökonomische System) oder gilt umgekehrt, dass das System Menschen mit einem bestimmten Bewusstsein an die Hebel der Macht bringt. Ich denke, beide Richtungen gelten. Je älter, eingefahrener, extremer ein System ist, umso starrer ist es und durch das Verhalten Einzelner nicht mehr korrigierbar. Hier bedarf es des Impulses einer gezielten Änderung von Kräften außerhalb des ökonomischen Systems. Die existentielle Grundsicherung würde m. E. Energien freisetzen, um von Angst befreit Arbeit als autonome und selbstwirksame Wesen erleben zu können. Arbeit kann dann so definiert werden, dass sie in das Lebenskonzept des Einzelnen passt und somit als sinnstiftend erlebt wird.

Literatur

Bauer, J. (2013). *Arbeit: Warum unser Glück von ihr abhängt und wie sie uns krank macht.* München: Karl Blessing.

Beck, U. (2010). *Risikogesellschaft.* Frankfurt a. M.: Suhrkamp.

Bruya, B. (2010). *Effortless attention.* Massachusetts: MIT Press.

Csikszentmihalyi, M. (2001). *Lebe gut!* München: DTV.

Dohmen, C. (20. September 2011). Die Zukunft der Arbeit: Gute Nacht, Freizeit! *Süddeutsche Zeitung.*

Händeler, E. (2009). *Die Geschichte der Zukunft.* Moers: Brendow.

Kalka-Rütten, M. (2006). *Macht und Herrschaft in Bildungsorganisationen.* Frankfurt a. M.: Lang.

Klein, S. (8. September 2011). Ein Gespräch mit dem Philosophen Thomas Metzinger über die Schwierigkeit, uns selbst zu erkennen und die Frage, ob es eine Seele gibt. *Zeitmagazin, 37.*

Kowitz, D. (4. August 2011). Süßes Leben, fette Not. *Die Zeit.*

Krempl, S.-T. (2011). *Paradoxien der Arbeit oder Sinn und Zweck des Subjekts im Kapitalismus.* Bielefeld: Transcript.

Lurija, A. R. (2001). *Das Gehirn in Aktion.* Hamburg: Rowohlt.

Metzinger, T., & Schmidt, T. (2011). *Der Ego-Tunnel.* Berlin: Berlin Verlag.

Möslein, K. M., Trinczek, R., Bullinger, A. C., & Danzinger, F. (2010). *BALANCE Konferenzband. Beiträge zur 1. Jahrestagung des BMBF-Förderschwerpunkts „Balance von Flexibilität und Stabilität in einer sich wandelnden Arbeitswelt".* Göttingen: Cuvillier.

Müller, S. (1992). *Phänomenologie und philosophische Theorie der Arbeit* (Bd. 1). Freiburg: Alber.

Nussbaum, M. C., Pauer-Studer, H., & Utz, I. (1999). *Gerechtigkeit oder Das gute Leben.* Frankfurt a. M.: Suhrkamp.

Pletzer, M. A. (2006). *Zeitmanagement.* Planegg: Haufe-Lexware.

Posner, M., Rothbart, M., & Rueda, M. (2010). Training effortless attention. In B. Bruya (Hrsg.), *Effortless attention* (S. 409–425). Massachusetts: MIT Press.

Prognos, A. G. (2005). *Work-Life-Balance als Motor für wirtschaftliches Wachstum und gesellschaftliche Stabilität. Bd. 2: Wirkungsmechanismen und volkswirtschaftliche Effekte.* Berlin: Basel.

Rifkin, J., Steiner, T., & Schickert, H. (2004). *Das Ende der Arbeit und ihre Zukunft.* New York: Campus.

G. Voggenreiter, *Arbeit zwischen Selbstverwirklichung und Selbstgefährdung,* essentials, 29
DOI 10.1007/978-3-658-04980-5, © Springer Fachmedien Wiesbaden 2014

Ruckriegel, K. (2012). Glücksforschung – Konsequenzen für die (Wirtschafts-)Politik. *Wirtschaftsdienst, 92,* 129–135.

Schwartz, T., Gomes, J., & McCarthy, C. (2010). *The way we're working isn't working.* New York: Free Press.

Seiwert, L. (2008). *Mehr Zeit fürs Glück.* München: DTV.

Sennett, R. (1998). *The corrosion of character.* New York: W. W. Norton & Company.

Sennett, R. (2009). *Der flexible Mensch.* Düsseldorf: Bt Bloomsbury.

Sichler, R. (2006). *Autonomie in der Arbeitswelt.* Göttingen: Vandenhoeck & Ruprecht.

Taylor, J. B. (2006). *My stroke of insight: A brain scientist's personal journey.* New York: Plume Books.

Vasek, Th. (2013). Work-Life-Balance ist Opium fürs Volk. *ManagerSeminare, 189,* 14–15.

Vasek, Th. (2013a). *Work-Life-Bullshit: Warum die Trennung von Leben und Arbeit in die Irre führt.* München: Riemann.

Werner, G. W. (2008). *Einkommen für alle.* Bergisch Gladbach: Bastei Lübbe.

Wilke, G. (1999). *Die Zukunft unserer Arbeit.* Frankfurt a. M.: Campus.

Zimmer, U. (6. Oktober 2011). Meine Hartz-IV-Familie. *Zeit Magazin.*